AF310543

## Dʳ Maurice CHAMPEAUX

MÉDECIN MAJOR DE 2ᵉ CLASSE AU 8ᵉ HUSSARDS

# LE
# SERVICE DE SANTÉ RÉGIMENTAIRE
# PENDANT LA BATAILLE

Conférence faite le 20 janvier 1911 aux officiers du corps de santé
de la place de Verdun

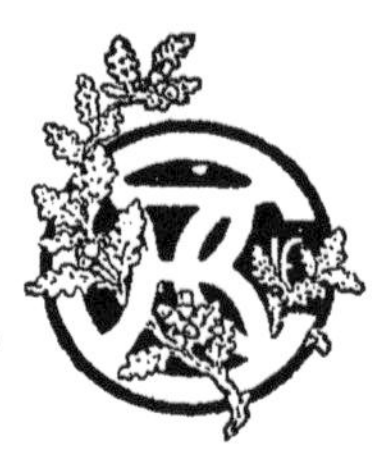

**PARIS**

LIBRAIRIE MILITAIRE R. CHAPELOT ET Cⁱᵉ

IMPRIMEURS-ÉDITEURS

*30, Rue et Passage Dauphine, 30*

1911

**Dr Maurice CHAMPEAUX**

MÉDECIN MAJOR DE 2ᵉ CLASSE AU 8ᵉ HUSSARDS

# LE
# SERVICE DE SANTÉ RÉGIMENTAIRE
# PENDANT LA BATAILLE

Conférence faite le 20 janvier 1911 aux officiers du corps de santé
de la place de Verdun

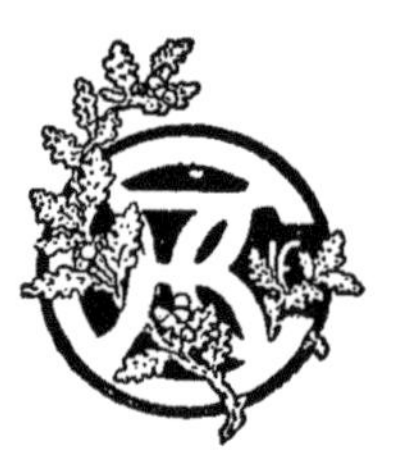

PARIS

## LIBRAIRIE MILITAIRE R. CHAPELOT ET Cⁱᵉ

IMPRIMEURS-ÉDITEURS

*30, Rue et Passage Dauphine, 30*

1911

# LE
# SERVICE DE SANTÉ RÉGIMENTAIRE
## PENDANT LA BATAILLE

Conférence faite le 20 janvier 1911 aux officiers du corps de santé
de la place de Verdun.

Traiter du service de santé régimentaire pendant le combat, ou plutôt pendant la bataille, car ces deux termes ne sont pas complètement superposables, tel est l'objet de la présente étude.

Tout d'abord, je définirai d'une manière très générale, l'œuvre du service régimentaire dans le cours de la bataille. De toutes les formations sanitaires de l'avant, c'est celle qui, faisant partie intégrante du régiment, doit assurer les premiers soins au soldat blessé et lui ménager la première sauvegarde : les premiers soins, cela constitue l'application du premier pansement; la première sauvegarde, c'est l'évacuation rapide sur l'arrière. Et dans la réalité des guerres coloniales ou continentales, qu'il s'agisse d'éviter au blessé les risques d'une mutilation possible aux mains de l'ennemi, ou qu'on doive le mettre hors des fluctuations de la lutte pour lui assurer la paisible continuité d'un traitement de tout repos, c'est bien l'œuvre d'évacuation qui apparaît comme primordiale. Tel est l'avis de tous ceux qui ont eu l'honneur de faire la guerre. Aussi, résumant ma définition en un court postulat, qui ne peut être l'objet d'aucune discussion, nous dirons :

Le service régimentaire est appelé à agir auprès du blessé aussi précocement que possible pour l'évacuer en le pansant; il doit y avoir une sorte de parallélisme entre les deux actes.

Tous les blessés ne sont pas tributaires du service de santé régimentaire. Avec l'élasticité, la souplesse fonctionnelle que le nouveau règlement apporte à la vie de nos formations sanitaires, un blessé peut, au hasard des circonstances, être, sans passer par un poste de secours, l'hôte d'une ambulance. Il peut même, très précocement embarqué dans un train sanitaire, ne réclamer l'assistance d'aucune de nos formations sanitaires de première ligne. Il n'en reste pas moins vrai que le service régimentaire recueillera la majorité des victimes de la bataille, et son rôle aura ainsi une double importance : il possédera d'abord la priorité chronologique; puis, dans l'ordre logique, la valeur qui s'attache aux organisations dont le bon fonctionnement ou l'imperfection engagent gravement l'avenir, puisque, c'est notion tout à fait classique maintenant, le sort futur du blessé est presque toujours contenu en puissance dans la valeur même du premier secours.

Pour décrire la vie du poste de secours, nous emploierons une méthode biologique. La fonction devant déterminer les détails structuraux de tout organe, nous essaierons d'abord de décrire quelques-unes des nécessités fonctionnelles auxquelles devra faire face le poste de secours. Puis nous examinerons la constitution anatomique du poste de secours tel que le règlement nous le livre, et nous chercherons enfin comment chacune de ses parties peut s'adapter aux circonstances de la bataille — faisant ainsi, pour commencer et finir, un peu de physiologie.

Nous nous appuierons sur les données des divers règlements, en particulier du dernier, et sur les observations produites par nos correspondants de guerre.

Le service régimentaire n'existe guère, comme formation réglée, que pour l'infanterie et l'artillerie. L'œuvre du médecin de cavalerie sera particulièrement délicate, parce que constamment atypique, et le règlement en parle fort peu, disant simplement que le médecin suit son régiment et n'installe pas de poste de secours. Seules les ambulances de brigade ou de division de cavalerie existent à l'état de formations nettement déterminées. Les blessés de la cavalerie sont recueillis par les postes de secours de l'infanterie. Et, il y a quelques années, on crut même devoir, pour utiliser au maximum le médecin de cavalerie, proposer la mesure suivante : les médecins de la cavalerie rejoindraient au moment de la mobilisation un poste dans une formation sanitaire. Ils auraient dès le temps de paix la feuille de service, feuille rose que l'on connaît bien. Le projet ne demeura que quelques heures sur le bureau ministériel et ne fut pas même présenté à la signature. Au dernier moment, on eut des scrupules fort légitimes : allait-on enlever à des régiments partant à la guerre leurs médecins accoutumés? C'eut été décevant pour le soldat, et quasi immoral. Ce fut là un projet mort-né.

Ainsi le médecin de cavalerie, marchant avec son régiment, lui rendra pendant les étapes les services nécessaires. Au cours de la bataille sa mission, sera difficile. Il devra s'inspirer des circonstances et éviter, si possible, l'un des deux écueils suivants : perdre son régiment s'il s'attarde auprès d'un blessé, ou laisser celui-ci sans secours s'il veut garder le contact avec son régiment. Sortir de ce dilemme sera parfois impossible. En tout cas, nous pouvons dire que le médecin de cavalerie fera ce qu'il pourra et toujours ce qu'il devra.

L'œuvre du médecin d'artillerie aura déjà une fixité plus grande. Elle sera comparable à celle du médecin de l'infanterie, et le règlement confond dans les mêmes formules les obligations de l'un et de l'autre. Aussi, nous prendrons comme type de notre description le poste de secours du régiment d'infanterie. C'est la formation régimentaire importante, très répandue au point de vue quantitatif, formation qui suppléera les autres (n'avons-nous pas dit qu'elle recueillera nombre de blessés de la cavalerie). Il y a donc là un prototype. C'est le roi des postes de secours qui fonctionne derrière la reine des batailles.

Il y a lieu de faire une distinction entre le combat et la bataille. Le combat moderne, c'est un peu la bataille antique, c'est une action éphémère qui dure l'espace d'une journée, interrompue par la nuit. La bataille, au contraire, se poursuit pendant de longues journées, de longues nuits ; elle présente, comme épisodes, une succession de combats. Les soldats de chaque armée fortifient leurs positions, creusent, minent, sapent, créent des galeries, des tranchées, de sorte que le champ de bataille devient bientôt une place forte en rase campagne, mais place forte dont les positions sont défilées et ne permettent aucun repère précis. Il y a des trêves dans la bataille, ou plutôt des accalmies précédant et suivant les phases « d'état », c'est-à-dire les heures où la pluie de projectiles s'acharne sur des zones déterminées ; car, étant donnés les vastes fronts des batailles modernes, les secteurs, pour avoir cette action concordante nécessaire au succès, n'ont point pour cela une action concomitante et n'ont pas à souffrir d'une façon parallèle. Toutes les parties du champ de bataille ne sont pas impressionnées en même temps par le feu de l'ennemi. L'histoire d'une grande bataille comporte ainsi des époques, et chacune de ces époques présente elle-même des actes qui ne sont égaux ni par leur durée ni par leur intensité. Le médecin-chef de service devra donc être à même d'observer ces crises de la bataille et de les mettre à profit. Il y aura, au point de vue de la facilité du service sanitaire, un parallélisme inverse entre l'intensité de ce service et l'intensité même de la bataille.

Non point que nous devions attendre, pour commencer notre besogne, que les combattants aient terminé la leur. On a dit que le service régimentaire ne pouvait guère faire œuvre utile qu'après le combat. Vous voyez où mènerait cette théorie édifiée en dogme, si on l'appliquait au service de santé dans les batailles modernes. Peut-être vraie jadis, cette doctrine : le combat était une fusée ; on pouvait en attendre l'épanouissement, puis l'éclipse de la dernière étoile avant d'aller recueillir les débris. Aujourd'hui, on l'a vu, la bataille est un vrai bouquet dont les multiples fusées se prolongent et se multiplient. Force nous est donc de nous insinuer entre elles, et de participer nous-mêmes à cet embrasement.

Nous pourrons choisir l'instant propice à notre assistance, mais celle-ci devra se produire sur le champ de bataille même. Étudions par quels procédés nous donnerons une assistance maximum aux blessés de la ligne de feu, et nous ferons intervenir ici quelques-unes des améliorations apportées par le nouveau règlement.

En poursuivant la description du fonctionnement des divers organes du service régimentaire au combat, je suivrai une voie d'apparence irrationnelle. Je pourrais décrire l'emplacement du poste de secours et, partant de ce poste, m'avancer du côté du blessé, en montrant les formations secondaires prévues par le règlement, ordonnées par le médecin-chef. Cette façon de procéder n'aurait que les apparences de la logique. Combien sera plus fructueuse pour nous la marche inverse, celle qui, partant du blessé, va conduire au poste de secours et

faire atteindre ce dernier par une voie en quelque sorte
rétrograde, semblable à celle que l'on suit, dans certaines explorations chirurgicales, quand on redoute les
tâtonnements dangereux et les fausses routes. C'est
qu'en tactique sanitaire on peut aussi faire fausse route.

Ainsi, je ne partirai pas de l'idée du médecin-chef
pour m'avancer vers la ligne de combat. Je partirai de
cette ligne même pour aboutir au médecin-chef, dont
l'idée doit être déterminée par certaines contingences
qu'il faut d'abord dégager. Nous rencontrerons, avant le
poste de secours lui-même, quelques-unes de ses annexes
dont le fonctionnement déterminera précisément celui du
noyau central.

Voici un combattant isolé. Car le combattant d'aujourd'hui est un isolé. Il lui faut, en conséquence, une
psychologie individuelle particulièrement élevée : plus
de coude à coude avec ses compagnons; plus de corps
à corps avec l'ennemi (c'est là, aujourd'hui, une éventualité rare), et pourtant il lui faut conserver intact le
cœur à cœur avec ses frères d'armes. Il est là, ce
combattant, isolé en quelque endroit de la tranchée
collective, ou même bien tapi dans la petite tranchée
individuelle qu'il a dû creuser pendant la phase de pré-
paration. Les projectiles font rage. Il est frappé grière-
ment, au point de ne pouvoir faire un seul geste pour son
salut. C'est là un blessé à rechercher et à recueillir.
Passons. Voici un homme frappé dans les mêmes circonstances, mais plus légèrement. Il est hors de combat,
mais il n'est pas en syncope; il garde l'usage de ses mem-
bres inférieurs, ou, tout au moins, il peut se traîner sur le
sol. Quel sera, physiologiquement, le premier geste de
ce blessé : celui de se blottir dans son trou tant que dure-
ront les rafales meurtrières; puis, dès que l'ambiance
sera devenue respirable, celui de sortir de là et de s'en
aller, non pour fuir, mais pour quêter un secours. Il est
même fort à supposer que le geste si rationnel de l'auto-

application du paquet individuel de pansement sera un geste exceptionnel.

Ces blessés en retraite doivent être recueillis d'une façon précoce. Il y a là, tout près des combattants, un organe sanitaire qui n'est point le poste de secours, mais qui en est, aux termes mêmes du règlement, l'échelon avancé. Cette petite formation, c'est *l'abri de pansement* Ces refuges, aussi multipliés que possible, sont des organes de compagnie ou même de section. Là, un infirmier expérimenté, parfois un médecin auxiliaire, accomplit la plus salutaire des besognes en appliquant à chaque blessé un pansement individuel.

On peut admettre que certains de ces abris de pansements sont établis dans la tranchée abandonnée par une ligne de tirailleurs se portant en avant. Ces abris doivent en effet être défilés, invisibles comme tout le reste des formations assemblées sur le champ de bataille.

Aussi, rien d'étonnant — et la pratique des guerres modernes est là pour le prouver — qu'une grande quantité de blessés échappent à la vigilance de ceux qui les guettent, du seuil de ces abris presque souterrains. Quelque serré que puisse être ce premier lacis sanitaire, les mailles en sont encore trop lâches, et la filtration est intense.

Notre blessé n'a pas rencontré l'abri de pansement. Le voilà dans une campagne inconnue, livré à ses propres forces et s'ingéniant seul à son salut. Quelle est l'idée qui s'imposera à son esprit? Ou plutôt quelle inconsciente association d'idées déterminera sa marche solitaire ? Rejoindre une formation sanitaire quelconque? Mais le blessé ignore l'emplacement de ces dernières. Quelles sont les déterminantes d'ordre physio-pathologique qui l'impressionnent après une blessure de moyenne gravité ? Il a perdu une certaine quantité de sang. Donc il a froid et il a soif. Dans le désarroi de sa pensée surgissent quelques images : il se représente son dernier cantonnement, la grange tiède dans laquelle il ferait si bon d'être encore étendu ; il voit le brave paysan, son hôte de la veille, qui lui fut accueillant et bon. Et ce ne sont point là de pures vues de l'esprit. L'expérience montre que le blessé livré à ses seules forces défaillantes reprend le chemin de son dernier cantonnement. Le régiment, avant de prendre contact, a pu faire des détours ; l'humble soldat peut ne s'y point reconnaître et ignorer le plus court chemin conduisant au cantonnement qu'il vient de quitter. Du moins essaye-t-il de faire en sens inverse le chemin déjà parcouru. Mais, la fatigue survient vite. Il rencontre un autre blessé, puis un autre ; ils se soutiennent réciproquement jusqu'à ce que les forces globales de ce petit paquet soient épuisées, ou jusqu'à ce qu'un réveil du feu de l'ennemi rende intenable le terrain. Impossible de cheminer davantage. Alors un abri naturel se présente. Et, devant la nécessité, ces abris s'offrent innombrables : fossé, carrière, repli de terrain, ou seulement zone plate moins battue par la mousqueterie. Nos blessés s'y arrêtent et attendent. Ils ont constitué là ce que le règlement appelle un *nid de blessés*. C'est un refuge.

Ainsi le long de la route que vient de parcourir un régiment, au gré des pauvres ressources que peut offrir le terrain, nous sommes à peu près sûrs de rencontrer un certain nombre de couvées de blessés.

Tandis que derrière les bataillons et compagnies, l'abri de pansement est une formation active dont l'emplacement peut et doit être connu du médecin-chef, au contraire les nids de blessés sont des formations passives, et le médecin-chef commettrait à la fois une erreur tactique et une erreur psychologique en voulant fixer à l'avance leur position. Ces nids demandent à être cherchés. Nous savons sur quelle ligne ils se déterminent de préférence. Eh bien ! puisque le blessé est incapable de se diriger par ses propres forces vers un poste de secours peut-être très rationnel, mais lointainement établi, c'est le poste de secours qui viendra au blessé pour le recueillir et le soigner.

Et là on trouve l'exemple le plus frappant de ce que doit être une tactique sanitaire bien comprise : elle sera passive ou ne sera pas. Sa qualité maîtresse ne doit-elle pas être de s'adapter à des circonstances qu'on ne peut ni diriger ni prévoir ?

C'est ainsi que la voie rétrograde conduit du blessé au poste de secours et amène à envisager quelles sont les préoccupations qui doivent hanter l'esprit du médecin-chef au début d'une bataille. Ne voit-on pas, en effet, que certaines prescriptions réglementaires telles que : établir le poste de secours sur un terrain mou, n'ont plus que la vertu de simples indications. Certes il est utile de les suivre ; mieux vaut pour les blessés recevoir un peu de poussière au visage que des débris de muraille ou des morceaux de fonte. Mais la nécessité primordiale, instante, passive, si l'on veut, mais très psychologique et particulièrement économe de la fatigue et de la souffrance des blessés, sera d'établir la partie principale du poste de secours au voisinage de la ligne de retraite des blessés.

Et maintenant que nous possédons quelques notions concernant la ligne directrice, concernant le fil d'Ariane qui doit guider, étudions la constitution même de l'instrument central auquel un travail à grand rendement devra être assuré.

Comment est composé un poste de secours ? Le corps de santé a vécu sur trois règlements successifs. J'en ferai une très rapide comparaison en esquissant les modifications progressives apportées au poste de secours.

Le premier Règlement sur le service de santé en campagne porte la date du 25 août 1884. Il comporte la création des infirmiers de compagnie et des brancardiers de régiment (ces derniers non neutralisés), l'affectation de médecins auxiliaires. Il fixe l'emplacement des postes de secours à hauteur ou en arrière des réserves de bataillon. Puis vient le Règlement du 31 octobre 1892 déterminant le réapprovisionnement des postes de secours (à l'ambulance), modifiant leur position ; ils doivent entrer en action en arrière et près des réserves de régiment. Enfin le nouveau Règlement [1], dont la date d'application n'est pas encore fixée, apporte d'importantes modifications, d'abord en ce qui concerne le personnel :

« On n'a pu affecter un médecin par compagnie, faute de ressources suffisantes en médecins auxiliaires. On attribuera aux corps de troupe les médecins auxiliaires à provenir des ambulances, lesquelles n'en comporteront plus. Les brancardiers sont neutralisés, les musiciens encadrés de leurs chefs et sous-chefs. Une voiture pour blessés, à quatre roues, est attribuée en propre à chaque régiment d'infanterie. Ce moyen est considéré comme un pis-aller par la commission, qui émet le vœu que chaque bataillon d'infanterie, indépendamment de sa voiture médicale, soit doté d'une voiture à deux roues pour le transport de deux à trois blessés assis (sur le siège d'avant) et de deux blessés couchés (à l'intérieur de la voiture)[2]. » Ce poste de secours fonctionnerait ainsi « en « deux échelons : une fraction du personnel marche « derrière les unités de première ligne ; brancardiers « munis d'un matériel technique essentiel et d'outils « portatifs..... ».

Le règlement prévoit enfin les refuges de blessés dont nous avons indiqué déjà la formation dans les grandes batailles modernes, l'utilité de la présence du personnel

---

[1] Du 20 avril 1910.

[2] Médecin principal DUPART, *L'Évolution moderne du Service de santé en campagne dans notre armée et le Nouveau projet de règlement*, Conférence faite à Limoges. Novembre 1908.

sanitaire jusqu'au voisinage immédiat de la ligne de feu :
« Le groupement du matériel et du personnel resté à la
disposition du médecin constitue le poste de secours.....
Le passage des blessés par le poste de secours n'est pas
obligatoire, s'il se trouve une ambulance ou un train-
ambulance à proximité..... Les compagnies de brancardiers viennent en aide aux brancardiers régimentaires, si,
au moment où elles entrent en action, l'évacuation des
refuges de blessés n'est pas terminée[1]. »

On peut dire qu'à l'heure actuelle, avant la mise en
œuvre des dispositions nouvelles, un régiment d'infanterie à trois bataillons comprend, en matériel : 3 voitures
médicales avec leur chargement ; 3 sacs d'ambulance ;
12 équipements d'infirmiers régimentaires ; 30 musettes
à pansement ; 24 brancards. Au total : 1,740 pansements
(s'il y a quatre bataillons, le nombre des pansements
monte à 2,320. (CHOUX[2].) En personnel : 7 médecins,
dont 2 de la réserve, et 3 médecins auxiliaires.

Dans l'installation du poste de secours deux erreurs
sont à éviter ; ce sont les erreurs classiques signalées
dans toutes les guerres : établissement trop près de la
ligne de feu ; établissement hâtif de ce poste de secours.
Le règlement français fixe le poste de secours au
niveau des réserves de régiment, un peu en arrière,

---

[1] Médecin principal DUPART, *loc. cit.*

[2] Pour le réapprovisionnement du poste de secours, le nouveau règlement supprime nombre de formalités administratives en créant, en certains points, des réserves accessibles à la plupart des formations de
l'avant.

Rappelons que le chiffre des pertes à prévoir après une bataille est de
30 à 60 p. 100, si le régiment est seul engagé. De plus, sur 100 touchés,
on compte 15 tués, 40 blessés pouvant marcher, 20 pouvant être transportés assis, 20 pouvant être transportés couchés, 5 qui pourront rejoindre le régiment après avoir été pansés.

c'est-à-dire à 1,000 mètres environ de la ligne de feu. C'est trop près, car il y aura lieu de redouter à la fois le feu de la mousqueterie, surtout au début, pendant le réglage du tir, et le feu de l'artillerie, en particulier les éclats des obus fusants. On cherchera donc, si possible, un emplacement un peu plus éloigné.

On recommande de défiler soigneusement le poste de secours aux vues de l'ennemi, prescription très logique, puisque tout ce qui participe à la bataille doit être dérobé aux vues des lorgnettes.

Certains ont conseillé, pour guider la marche des blessés, de jalonner la distance séparant la ligne de feu du poste de secours et d'indiquer ainsi, par un jeu de fanions, le plus court chemin à parcourir. Ce serait là une disposition fort imprudente, puisque l'ennemi pourrait en toute facilité repérer chaque poste de secours et en déduire la position de chaque régiment. Le nouveau règlement interdit tout jalon.

Quant à l'emplacement préconçu, c'est-à-dire fixé d'avance par le colonel et porté à la connaissance du régiment, nous savons qu'en penser : les guerres modernes ont appris que les circonstances de la lutte déterminent l'heure de cet établissement, et que ce sont les blessés eux-mêmes qui en précisent l'emplacement sur le chemin même qu'ils viennent de parcourir pendant la marche d'approche.

Ainsi établie logiquement et psychologiquement à portée des nids de blessés, la portion principale du poste de secours entre en action dès que les blessés commencent à affluer et en exigent le déploiement. Cette mise en œuvre pourra et devra être progressive, proportionnée aux besoins. Quant à fragmenter le noyau principal du poste de secours, la plupart des auteurs le déconseillent. Certaines contingences viendront peut-être parfois exiger ce morcellement, puisque, par des exemples tirés de la bataille de Frœschwiller, M. Benech montre qu'on peut retirer un bénéfice de l'établissement d'un poste de secours par bataillon. C'est là une éventualité exceptionnelle dont la rareté confirme seulement la règle générale : développement progressif d'un noyau central unique.

Au poste de secours, on ne pratique aucune opération importante. On se contente d'assurer au blessé un premier pansement de bonne qualité, de parer aux dangers immédiats et d'appliquer des appareils très simples d'immobilisation. On établit une fiche de diagnostic. Il n'y a pas de personnel administratif au poste de secours, et le médecin-chef est obligé de tenir les divers carnets de la formation sanitaire, en particulier celui qui enregistre l'identité des blessés. A ce point de vue spécial, le poste de secours mérite donc bien encore la dénomination qu'on lui a parfois donnée d'*infirmerie régimentaire mobilisée*. Le cas échéant, le médecin-chef est qualifié pour recevoir les testaments.

Si le poste de secours ne doit pas se morceler, s'il doit procéder à un déploiement aussi tardif et aussi progressif que possible, toutefois, dès le début de l'action, certaines de ses annexes auront dû, sans tarder, entrer en fonction. N'avons-nous pas vu que le corps central du poste de secours pousse jusqu'au contact même de la ligne de feu un bouquet de tentacules. Ces dernières s'épanouissent en petites formations minuscules : les nids de pansements. Derrière des abris de fortune, souvent dans une tranchée semblable à celle qui sert au combattant lui-même, au contact même de chaque bataillon, de chaque compagnie si possible, fonctionne ainsi une miniature de poste de secours où un infirmier expérimenté se contente d'abriter le blessé, de lui appliquer le pansement individuel et d'attendre le moment propice pour le faire convoyer vers l'arrière. De plus, un certain nombre de nids de blessés se seront déterminés d'eux-mêmes, suivant les règles toutes passives que nous avons prévues.

Nous n'avons encore parlé que des infirmiers, en détaillant le personnel de ces formations avancées. C'est qu'en effet la question est fort discutée de savoir si le personnel médical proprement dit doit s'égailler et disperser ses forces vives dans la multiplicité de ces petits postes. On s'accorde généralement à y envoyer les médecins auxiliaires ; c'est ainsi que le règlement français tranche la question (les Allemands détachent la moitié ou une fraction indéterminée de leurs médecins). Or, les médecins auxiliaires sont en nombre limité. Il y aura certainement de simples infirmiers à qui reviendra la glorieuse gestion de l'abri de pansement.

Mais tous les blessés ne seront pas en état de cheminer jusqu'aux abris ou de se traîner pour participer à la formation des nids de blessés. De plus, un grand nombre de ceux qui pourront y parvenir auront épuisé là leurs dernières forces. De toute nécessité, l'assistance doit se préoccuper de la recherche et du transport des invalides. Nous sommes ainsi amenés à la très importante question des brancardiers. Le nouveau règlement leur reconnaît un rôle primordial, puisqu'il crée une véritable unité nouvelle ; *la compagnie de brancardiers*, qui n'est pas un organe de régiment, mais qui aura, dans la plupart des contingences, une vraie fonction de cette nature, par l'aide offerte aux brancardiers régimentaires proprement dits.

Il faut insister un peu sur le rôle des brancardiers dans la bataille moderne. Ces humbles auxiliaires auront, en effet, un rôle particulièrement ingrat à accomplir, exposés au feu tout comme les combattants, devant faire montre d'un calme qui deviendra chez eux, dans certaines circonstances, une véritable vertu, car ils ne connaîtront pas les émotions de l'assaut et, comme le dit M. le médecin principal Follenfant, « être en arrière d'une troupe qu'on sait ou qu'on voit assaillie est un sentiment des plus pénibles en raison de l'incertitude du combat et de l'impossibilité de voir. On comprend alors que les hommes maintenus à l'arrière soient beaucoup plus sujets aux paniques que les tirailleurs du premier rang. » Eh bien! les brancardiers, exposés et passifs derrière les tirailleurs, devront être réfractaires à la panique.

Les brancardiers sauront se défiler et s'égailler, ne point demeurer en masse compacte, pour rester en concordance avec toutes les prescriptions de la tactique moderne. Ils devront cheminer aussi par bonds successifs, surpris parfois par le feu de la mousqueterie ou de l'artillerie. Et, à ce propos, M. Follenfant donne un conseil qui semble très rationnel : « Quand le brancardier marche vers la ligne de feu et que les obus éclatent en arrière de lui, il doit hâter sa marche en avant, car « la gerbe n'essaime pas vers l'arrière »; en revenant, la réciproque est vraie; « les obus tombant en avant sont inoffensifs; souvent on fera mieux d'attendre que de courir. »

Ainsi, le brancardier doit faire preuve d'initiative, non seulement au point de vue purement technique de la relève des blessés, mais encore, au vrai point de vue tactique et, dans son instruction, ces points de détail doivent être précisés. Initiative, disons-nous. Elle est d'autant plus nécessaire aux brancardiers que l'on ne peut espérer leur communiquer des ordres venant du poste de secours, alors qu'ils seront dans le plein de leur action :

« Pour saisir les accalmies et en tirer profit, il faut que les équipes soient déjà rendues sous le feu ou dans le voisinage du terrain battu; libres alors de s'arrêter, de courir, de faire des détours, les brancardiers peuvent exploiter ces instants précieux, mais eux seuls le peuvent; une direction éloignée ne peut les guider, force est donc de s'en rapporter au flair et à l'initiative des hommes composant ces équipes

---

<sup>1</sup> Follenfant, *Études sur le Service de santé en campagne.* — Chapelot, 1910.

Et cette initiative doit être individuelle ; ce sera celle de l'équipe de brancardiers et non point celle d'un chef de section :

« Quant à profiter des accalmies pour faire passer des sections constituées, il n'y faut pas songer ; leur présence réveillerait immanquablement le feu des adversaires. Les sections ne pourront traverser ces terrains que si l'artillerie ennemie est réduite au silence, et ce cas ne sera probablement ni très fréquent, ni très rapide [1]. »

Ainsi, le poste de secours peut être comparé à un organisme complexe et bien vivant : un corps central, c'est le poste de secours proprement dit. De multiples antennes poussées vers l'avant, constituées par toutes ces lignes de brancardiers pénétrant jusque dans la profondeur des abris de pansement et des nids de blessés qui en constituent les épanouissements. Et ces antennes s'étirent et se rétractent en un double va-et-vient ininterrompu. Le poste de secours a même une queue : c'est le relai d'ambulance. On peut le définir l'endroit où « le transport à bras est remplacé par le transport par voiture ou par animal (litière, cacolet) [2] ».

Ce relai doit être placé le plus près possible du poste de secours pour ménager les forces des brancardiers. Le règlement dit qu'au début de l'action l'emplacement en est désigné par le médecin divisionnaire. C'est là que se tient le médecin-chef attendant l'instant propice au déploiement de sa formation.

Il est encore une remarque à faire sur ce poste de secours considéré comme organisme vivant ; il a, comme tous les organismes, son système nerveux et, en première ligne, son cerveau : c'est le cerveau du médecin-chef.

---

[1] FOLLENFANT, *Études sur le Service de santé en campagne.* — Chapelot, 1910.

[2] BENECH.

Mais nous avons vu que, parfois, la force centrifuge est impuissante à gagner les points les plus reculés des annexes avancées. Ces antennes vivantes ont une vie qui leur est propre; elles doivent puiser dans leur humble substance tous leurs pouvoirs d'action, quand elles sont allongées au maximum, et alors le poste de secours ne ressemble-t-il pas à ces organismes qui sont uns et cependant divisibles : uns parce que tout se subordonne à la chaîne nerveuse centrale, divisibles parce que chaque annexe possède son ganglion automoteur, et que, si parfois un accident vient à séparer la partie du tout, cette partie peut encore vivre et palpiter par elle-même? C'est cet automatisme là que possèdent nos groupes d'infirmiers, nos chaînes de brancardiers. Ne les a-t-on pas appelés parfois « les enfants perdus des postes de secours ». Nous devons donc éduquer leur automatisme pour lui infuser les réflexes nécessaires, ou plutôt, par une bonne instruction, nous devons transformer cet automatisme en conscience éclairée et en volonté réfléchie.

Lorsqu'on se bat, trois éventualités peuvent se produire pour le poste de secours.

Il peut rester sur place, sur les positions conquises. La bataille est finie. Il convient d'achever l'œuvre de recherche et de relève des blessés d'après le lotissement du champ de bataille.

Lorsque le régiment se porte en avant, le poste de secours doit, aussi vite que possible, suivre la même marche. Et il n'y a rien de particulier à dire là-dessus, sinon qu'il recueille en quelque sorte, dans ce mouvement de progression, les éléments épars devant lui.

Mais lorsqu'il s'agit de faire un mouvement de retraite, il en va tout autrement. Il faut se ramasser rapidement, se replier et marcher en arrière. Et là, dans cette manœuvre inverse de la précédente, on ne doit plus espérer recueillir, mais se résoudre à abandonner. Le règlement prescrit de mettre là le minimum de personnel et de matériel : tout juste ce qu'il faut pour assurer la garde et l'assistance des blessés intransportables, car on ne laissera que le moins de blessés possible. Ces blessés sont couverts par la Convention de Genève, et l'ennemi leur doit protection et soins. Le matériel peut être considéré pratiquement comme perdu. Le personnel, couvert aussi par la Convention, pourra ne rejoindre que bien longtemps après, car l'ennemi se réserve le droit de lui imposer un itinéraire de retour. Nous savons qu'en 1870 ce retour s'est fait par de longs détours qui ont permis au personnel sanitaire de regagner ses formations seulement plusieurs semaines après les événements qui l'avaient mis à la discrétion de l'ennemi. Ces faits sont historiques, et les notions qui viennent d'être esquissées sur la retraite du poste de secours sont classiques.

Nous ne croirions point devoir insister sur les sauvegardes édictées par la Convention de Genève, si la lecture de certaines idées émises à l'étranger ne nous avaient causé un véritable trouble. Les soins à prodiguer aux blessés de l'ennemi ne devraient point fournir matière à discussion. Et notre surprise fut douloureuse de constater que l'on put encore douter de la neutralité, et que, dans des pages contenant des notions particulièrement élevées, on introduisit des réserves sur la valeur de l'idée humanitaire, prévoyant l'inégalité de traitement des deux grandes catégories de blessés : les amis... et les autres.

Loin de tout énervement, de toute inquiétude, nous devons, dans le silence du cabinet, réserver aux notions d'humanité un sort plus généreux, flétrissant les gestes exceptionnels et imprévus auxquels on ne veut, en conscience, donner droit de cité sur le champ de bataille. Aussi il faut répéter bien haut que le médecin s'arrête auprès de l'ennemi blessé avec ses sentiments coutumiers d'humanité. Et si, un soir de bataille, le chloroforme se fait rare, je ne sache pas que nous le voulions réserver au soulagement de nos propres nationaux. Quand nos formations sanitaires sont peuplées d'ennemis, cela n'a-t-il pas une grande signification ? C'est que le soleil de la victoire a lui sur nos armes, et nous avons tous l'impression qu'il faut se pencher avec une particulière pitié sur tous ces étrangers qui, ce jour-là, sont surtout des vaincus. Quand nous sommes à la guerre, nous cultivons l'espérance, nos chères espérances de victoire. Nous avons aussi la foi, car cette dernière n'est que le mariage intime et indissoluble de notre esprit avec sa propre espérance. Eh bien ! mettons en œuvre une charité indivise, indistincte au-dessus de tous, égale pour tous. C'est la seule qui soit vraie. En la prodiguant, nous saurons ainsi compléter la trilogie de nos vertus.

Qu'il me soit permis, de résumer en quelques propositions la caractéristique du fonctionnement du service de santé régimentaire pendant la bataille ; on verra que plusieurs points dominent les autres de très haut.

D'abord il est nécessaire d'adopter une tactique sanitaire toute passive. L'ambulance peut davantage préconcevoir ses gestes, mais le poste de secours est lié trop indissolublement aux péripéties imprévues de la lutte pour ne point se laisser guider par elles. Ce sont les contingences qui nous mènent ; nous ne pouvons créer les circonstances. Et cela n'est-il point vrai dans la tactique de toutes les armes ? Bien profiter, être un bon opportuniste, voilà qui est à la portée, sinon de tous, du moins des tacticiens habiles. Pour faire plus, le talent n'y suffirait pas ; le génie deviendrait nécessaire. Il s'est bien trouvé un homme, dans notre histoire, qui excellait à organiser les circonstances, à discipliner les contingences. Mais cet homme-là s'appelait Napoléon.

Si donc la guerre, dans ses procédés, dans le détail de ses manifestations, a évolué du fait de l'armement et des effectifs, il n'en reste pas moins certain qu'il est une loi générale et vraie dans tous les temps : la guerre se plaît à nous mystifier par le jeu de ses hasards et de son bon plaisir. Je la comparerai volontiers à une courtisane, à une vieille courtisane amoureuse, toujours ardente. Quand nous nous livrons à elle, il nous la faut subir. Nous n'avons rien à lui apprendre ; c'est elle qui impose la fantaisie de ses étreintes. Sachons donc régler nos décisions au gré de ses faveurs, de ses complaisances et de ses indulgences.

Je crois avoir exposé combien était profitable, à notre point de vue particulier, la conduite consistant, pour l'établissement du poste de secours, à se guider sur le flux de blessés qui nous indiquera le moment et la direction. Voilà un premier point.

D'autre part, retenons la désarticulation des divers éléments de cette chaîne rigide forgée par les anciens règlements, chaîne commençant au poste de secours pour se continuer par l'ambulance et les hôpitaux de campagne. Aujourd'hui, si l'ambulance est encore appelée à prendre la suite des affaires du poste de secours, il y a pourtant indépendance fonctionnelle, puisque le blessé n'est pas obligatoirement tributaire de toute la suite de nos formations, mais de l'une d'elles, au hasard des circonstances.

De plus, à ne considérer que la formation qui nous occupe, le poste de secours, ne le voyons-nous pas lui-même infiniment léger, avec son noyau intangible autour duquel gravitent une quantité de parties annexielles, à fonctionnement autonome, parties susceptibles de s'articuler, et s'articulant en réalité au noyau central pour former un tout assez complexe et cependant si subtil qu'on le pourrait ainsi résumer :

Un tout invisible ;

Un tout divisible, aux multiples actions indépendantes et pourtant concordantes.

Enfin une mention toute spéciale doit être faite de cette nouvelle unité : la compagnie de brancardiers, destinée au morcellement indéfini. Elle apportera sa contribution à la légèreté de tout l'ensemble. Elle multipliera dans la zone du feu les toutes petites unités sanitaires souples, mobiles et discrètes. Et ainsi — tant il est vrai encore une fois que les grandes nécessités restent les mêmes à toutes les époques — se réalisera le vœu d'Hippolyte Larrey, notre grand ancêtre. Son mot, qui résume tout à fait la tendance des formations nouvelles, légères et fractionnées, son mot est si poétique que je désire le citer en terminant. Il voulait que de petites unités sanitaires s'abattissent sur le champ de bataille comme une nuée « de papillons blancs ».

PARIS. — IMPRIMERIE R. CHAPELOT ET Cᵉ, 2, RUE CHRISTINE.

# A LA MÊME LIBRAIRIE

**Le secret médical dans l'armée**; par L. **Plisson**, médecin-major de 1re classe. 1908, broch. in-8.................................................. 60 c.

**Étude sur le service de santé en campagne**; par le docteur **Follenfant**, médecin principal de 2e classe. 1910, broch. in-8.................. 2 fr. 50

**Le relèvement des blessés sur le champ de bataille. Chien sanitaire. Éclairage du champ de bataille**; par le docteur **Berthier**, médecin principal. 1910, broch. in-8.................................................. 60 c.

**Considérations sur le service de santé de l'avant au combat.** Nécessité du maintien des trois échelons; par le docteur **Berthier**, médecin principal. 1907, in-8.................................................. 1 fr.

**La bataille de Loigny-Poupry** (2 décembre 1870) au point de vue du service de santé; par le docteur Ladislas-Xavier **Gorecki**, ancien médecin de la marine et du 92e régiment de marche (2e armée de la Loire), ancien Président de la Société d'ophtalmologie de Paris. 1904, broch. gr. in-8 avec vues.................. 2 fr.

*Publié sous la direction du 2e bureau de l'état-major de l'armée.* — **Le service de santé aux armées russes de Mandchourie**; par le médecin principal de 2e classe **Follenfant**, ancien membre de la mission française aux armées russes. 1907, in-8 avec cartes.................................................. 2 fr.

**Rôle de l'officier en matière d'hygiène**; par le docteur **Viguier**, médecin-major de 1re classe au 89e régiment d'infanterie. 1907, in-8.............. 75 c.

**L'officier hygiéniste**; par le docteur **Legrand**, médecin-major au 3e dragons. 1906, in-12.................................................. 3 fr. 50

**Hygiène des armées en campagne. — Rôle du médecin militaire** au cantonnement; par le médecin principal **Berthier**. 1905, in-8.......... 1 fr.

**Le recrutement et l'hygiène de l'armée**; par C. **Boissonnet**, sous-intendant. 1892, in-8.................................................. 4 fr.

**Traité élémentaire d'hygiène militaire**; par S. **Rossignol** (de Gaillac), docteur en médecine de la Faculté de Paris, médecin-major de 1re classe en retraite, chevalier de la Légion d'honneur, 2e édition revue et considérablement augmentée. 1883, 1 fort vol. in-8.................................................. 7 fr. 50

**Livret antialcoolique du soldat.** Rédigé conformément à la circulaire ministérielle du 15 janvier 1904; par le capitaine **Richard**, des chasseurs à pied. 1904, broch. in-48.................................................. 20 c.

*Une campagne en temps de paix.* — **La lutte contre l'alcoolisme**; par le capitaine **Richard**, du 29e bataillon de chasseurs à pied. — Conférences faites aux sous-officiers, caporaux et soldats du 29e bataillon de chasseurs à pied. 1904, 1 vol. in-18.................................................. 30 c.